AF321393

DU PHOSPHATE DE CHAUX

HYDRATÉ GÉLATINEUX

De son utilité et de ses applications,

Par Cl^de COLLAS, Pharmacien, a Paris.

Le phosphate de chaux hydraté gélatineux a été peu étudié jusqu'ici, il jouit cependant de propriétés remarquables et est susceptible de nombreuses et utiles applications.

On s'est beaucoup occupé dans ces derniers temps de la recherche des agents susceptibles d'empécher ou de suspendre la putréfaction des matières animales J'ai pensé qu'il n'était pas moins utile de signaler les corps capables de la favoriser, afin que les expérimentateurs ne soient pas exposés à perdre le fruit de longues recherches. Le phosphate de chaux gélatineux possède cette singulière propriété, et les simples expériences que je vais indiquer, expériences très-faciles à faire, le prouveront surabondamment.

1° J'ai fait dissoudre à l'aide de la chaleur de la colle de poisson dans l'eau distillée. J'ai passé au travers d'une mousseline la dissolution bouillante que j'ai partagée dans deux capsules de porcelaine. L'une d'elle a été additionnée d'une petite quantité de phosphate de chaux gélatineux; l'autre est restée telle quelle, sans addition. Toutes deux, en refroidissant, se sont prises en gelée : l'une opaque, et l'autre, bien entendu, tout à fait transparente. Elles ont été placées dans une pièce dont la température a varié entre 10 et 15° centigrades. Après trente-six heures écoulées, l'ichthiocolle additionnée de phosphate de chaux était en putréfaction, répandait une odeur infecte, et la gelée s'était liquéfiée. Le contenu de la capsule non additionné est resté six jours sans odeur. La gelée n'est devenue liquide qu'après ce temps; et l'odeur qu'elle répandait, loin d'être aussi infecte que la capsule additionnée de phosphate de chaux, rappelait plutôt l'odeur du moisi.

2° J'ai pris de la viande fraîche de bœuf. Une partie a été hachée avec du phosphate de chaux et placée dans une capsule. Une autre partie du même morceau a été également hachée et placée dans une capsule sans addition, comme contre-épreuve. La première partie additionnée est entrée en putréfaction après trente heures, et l'autre partie non additionnée n'est entrée en putréfaction que le septième jour.

3° Du bœuf bouilli, mais seulement cuit de la veille, haché avec du phosphate de chaux gélatineux, n'est entré en putréfaction qu'après soixante heures. Après trente-six heures il avait contracté une odeur de viande rôtie parfumée tout à fait appétissante, qui s'est insensiblement changée en odeur putride. Je n'ai pas manqué de faire la contre-épreuve, la viande a mis sept jours à se putréfier. Cette viande étant sèche, je maintenais l'humidité de la surface par quelques gouttes d'eau distillée. Ces expériences ont été faites en hiver, la viande venait de bêtes abattues par un temps de gelée. On aurait pu penser que, dans les expériences précitées, le phosphate hâtait la putréfaction, comme corps étranger divisant la matière. J'ai reproduit les mêmes expériences avec le sulfate de chaux, puis avec le carbonate de chaux, et la putréfaction n'a pas été devancée par la présence de ces deux sels.

4° J'ai tenté une quatrième expérience, elle ne m'a pas donné de résultats suffisants. J'ai mêlé du phosphate de chaux gélatineux avec de la laine désuintée et sans odeur; le mélange a été placé dans le fond d'un verre à expérience. Après douze heures seulement, il s'en dégageait une odeur de suint très-prononcée, puis pendant deux jours une odeur urineuse à laquelle a succédé une odeur de moisi qui est devenue permanente. Après dix jours, j'ai lavé les mélanges à l'eau distillée; la solution, traitée par le sulfate de magnésie, n'a laissé voir au microscope que de très-rares cristaux de phosphate ammoniaco-magnésien.

Je crois devoir considérer les trois premières expériences comme assez concluantes pour prouver que le phosphate de chaux favorise la putréfaction.

Maintenant on pourra se demander : le phosphate de chaux est-il donc un ferment? Certainement non, mais il contient, comme l'a si bien démontré M. Pasteur, un des éléments nécessaires au développement des sporules suspendus dans l'air. Ces sporules, pénétrant partout, se fixent sur les surfaces humides et facilitent, en donnant naissance aux mucédinées et aux microzoaires, la décomposition des matières animales. En effet, dans le cours de la première expérience j'avais couvert deux capsules de papier collé sur les bords. La putréfaction ne s'est déclarée que beaucoup plus tard et après que j'eus déchiré les papiers.

Au point de vue de l'agriculture, le phosphate de chaux est employé comme engrais dans l'agriculture. L'Angleterre, pour cet usage, en consomme des quantités incroyables. Les os, qu'elle fait venir de partout, ne lui suffisent plus; elle emploie le phosphate minéral, ce qui prouve que la matière organique contenue dans les os n'est là que secondaire comme fertilisante; les fabricants d'engrais le livrent à l'état de superphosphate. En cet état, enfoui dans la terre, il se trouve en contact avec les matières azotées du fumier, il les décompose, les rend solubles et faciles à être rapidement absorbées par les végétaux; le phosphate de chaux ne devra donc pas être considéré comme un corps *passif* simplement indispensable à l'organisation du végétal, au développement de ses organes, mais bien comme un stimulant puissant de la végétation, préparant lui-même la nourriture de la plante avant son absorption.

Au point de vue de la médecine, je rappellerai d'abord un fait qui confirme parfaitement le sujet de cette note. Chacun sait que, placée dans des conditions semblables, la chair de poisson se putréfie beaucoup plus promptement que la chair de mammifère; la cause est que la chair de poisson (sans la laitance) contient beaucoup plus de phosphate de chaux que la chair de mammifère.

J'ai relevé quelques analyses de chair musculaire :

Cerf, pour 100, en phosphate de chaux. 0.4
Bœuf. . . . . . id. . . . 0.8
Truite. . . . . . id. . . . 2.2

Tout le monde est également d'avis que la chair de poisson est un aliment léger de facile digestion, particulièrement recommandé aux malades et aux convalescents. Ne serait-ce pas au phosphate de chaux qu'elle devrait ces qualités, ne pourrait-on pas communiquer ces propriétés de facile digestion à des viandes de mammifères plus nourrissantes, en les mêlant avec du phosphate de chaux à l'état d'hydrate gélatineux. La nutrition sera plus rapide; condition précieuse dans certaines maladies et convalescences des enfants ou des vieillards; enfin pour la formation du cal dans les fractures et pour les enfants rachitiques, le phosphate de chaux déjà employé, mais à l'état pulvérulent seulement, rendra d'immenses services lorsqu'il sera préparé à l'état d'hydrate gélatineux, dont on connait maintenant l'activité, soit mêlé aux aliments, soit sous forme pharmaceutique.

Au point de vue de la pharmacie. — En 1864, M. Lebaigue, pharmacien, a publié, dans le *Journal de Pharmacie,* un travail très-remarquable sur l'emploi, à l'état hydraté, de plusieurs médicaments insolubles usités en médecine. Les propriétés du phosphate de chaux hydraté gélatineux, qui faisait partie de ces corps m'ont particulièrement frappé, et j'en ai fait une étude spéciale, comme on le voit, sous divers points de vue.

Frappé, comme mon honorable confrère, du parti que l'on pouvait tirer en pharmacie du phosphate de chaux gélatineux substitué à la corne de cerf calcinée, aux os calcinés et même au phosphate de chaux pulvérulent précipité obtenu par le procédé Soubeiran, je viens proposer pour son emploi les formules suivantes :

Je commencerai par ce que je nomme le *phosphate de chaux hydraté officinal,* qui servira de base à toutes autres préparations.

> Os calcinés pulvérisés. . . . 100 grammes.
> Acide chlorhydrique . . . . 160 grammes.

On met les os pulvérisés dans une capsule de porcelaine ou une terrine de grès d'environ 2 à 3 litres de capacité. On verse l'acide par petites parties en agitant constamment, on y ajoute ensuite un peu d'eau, s'il était nécessaire, pour obtenir une bouillie claire, et on abandonne le mélange pendant 48 heures en agitant de temps en temps avec une tige en verre pour que la dissolution des os soit aussi complète que possible. On délaye le magma dans deux litres d'eau et on filtre; d'autre part on fait dissoudre :

> Sous-carbonate de soude. . . 240 grammes.
> Dans eau. . . . . 800 grammes.

On verse cette solution dans celle des os calcinés, peu à peu, avec précaution, en agitant doucement pour éviter un dégagement trop rapide de l'acide carbonique qui ferait déborder le mélange. On recueille le dépôt, on le lave plusieurs fois à grande eau et on le jette sur un filtre où on le lave encore. — On prend un sac en vieux linge dont le tissu ne se gonfle plus par l'eau. On le mouille, on le tord et on le tare. Le dépôt déjà bien égoutté dans le filtre est versé dans ce sac qui est placé entre deux planches de plâtre bien sec. On l'y laisse, en le pesant de temps en temps, jusqu'à ce que le sac, sa tare déduite, ne pèse plus que 300 grammes qui représentent une partie de phosphate de chaux sec et deux parties d'eau d'hydratation. C'est après plusieurs essais que je suis arrivé à cette proportion. Tel, il est d'une bonne conservation, placé dans un flacon à large ouverture bouché d'un liége. Il peut être pesé, être manié sans coller aux doigts; plus sec, il serait très-difficile, sinon impossible, de le délayer dans l'eau; plus hydraté, il serait en bouillie.

Décoction blanche de Sydenham.

Phosphate de chaux hydraté officinal.	30 grammes.
Mie de pain.	25 grammes.
Gomme arabique concassée. . . .	10 grammes.
Sucre en poudre	40 grammes.
Eau de fleur d'oranger.	15 grammes.

Ce sont exactement les doses du Codex, les 30 grammes de phosphate de chaux hydraté représentent en nombres ronds les 8 grammes de corne de cerf calcinée que prescrit ce formulaire.

Faites bouillir pendant une demi-heure la mie de pain bien divisée dans un litre d'eau et laissez refroidir le décocté jusqu'à ce qu'il ait une température de 40° à peu près; alors triturez le phosphate et la gomme dans un mortier avec

100 grammes d'eau froide et versez le tout sur une étamine peu serrée, lavez l'étamine avec le décocté, sucrez et ajoutez l'eau de fleur d'oranger.

Je laisse refroidir le décocté parce que j'ai remarqué que le phosphate de chaux se déshydratait en partie par l'ébullition.

Tablettes de phosphate de chaux.

Phosphate de chaux hydraté officinal.   150 grammes.
Sucre en poudre. . . . .   1,000 grammes.
Gomme arabique en poudre . . .   30 grammes.

On prépare selon l'art des tablettes de un gramme qui contiennent 15 centigrammes de phosphate de chaux hydraté, représentant 5 centigrammes de phosphate de chaux sec. On peut les aromatiser avec la menthe ou l'eau de fleur d'oranger.

Le phosphate de chaux ne perd pas son eau d'hydratation, ou mieux sa forme hydratée, pendant la dessiccation des tablettes; car, lorsqu'on en fait dissoudre quelques-unes dans l'eau froide, le phosphate de chaux qui se dépose présente l'aspect gélatineux qu'il avait avant son emploi, et de plus ces tablettes ont une saveur terreuse qui rappelle celle de la magnésie hydratée et qui témoigne de la facilité de dissolution du phosphate dans la salive et de sa tendance à une assimilation complète après son absorption dans les voies digestives.

Je regarde donc les tablettes de phosphate de chaux hydraté comme une des meilleures préparations pharmaceutiques pour faire arriver une composition calcaire dans les organes de la nutrition dans le but d'aider à la formation ou à la consolidation du système osseux.

Au point de vue de l'industrie.

Perfectionnement à la fabrication des coupelles.

La coupelle est un petit creuset de forme particulière qui sert à l'essai de l'argent. Elle n'est composée que de phosphate de chaux. Les os calcinés qui servent uniquement à sa fabrication sont mis en poudre, puis simplement humectés d'eau. Cette poudre humide est tassée dans un moule sur lequel tombe ensuite un violent coup d'un mandrin et la coupelle est faite. On comprendra facilement que lorsqu'elle est sèche elle doit être extrêmement fragile. En effet, c'est son défaut; elle n'est transportée qu'au prix des plus grands soins, et encore une certaine partie arrive-t-elle brisée malgré le coton et le papier joseph. J'ai fabriqué des coupelles en remplaçant l'eau par le phosphate de chaux gélatineux bien lavé. J'ai obtenu une pâte malléable qui m'a permis de faire les coupelles avec les doigts. Ces coupelles après la dessiccation étaient très-fermes et pouvaient traverser les mers sans danger d'être brisées. Je les ai fait essayer à l'hôtel des Monnaies, elles se sont trouvées aussi perméables que les autres et ont rendu absolument le même service. En effet, la moindre chaleur détruit l'hydratation ou la forme hydraté du phosphate, et après l'essai, la coupelle fabriquée avec l'hydrate devient aussi fragile que la coupelle fabriquée par l'ancien procédé.

Paris. — Imp. Prissette, pass. Kuszner. 17. — Maison pass. du Caire, 17.

DU PHOSPHATE DE CHAUX

HYDRATÉ GÉLATINEUX

De son utilité et de ses applications,

Par Cl^{de} COLLAS, Pharmacien, a Paris.

Puissance des Phosphates. — Applications nouvelles.

J'ai indiqué précédemment diverses applications du phosphate de chaux hydraté gélatineux à la pharmacie, à la médecine, à l'agriculture et à l'industrie. J'ai démontré la singulière propriété qu'il possède de hâter la putréfaction des matières animales.

Je continue en proposant ce sel, les phosphates solubles et même l'acide phosphorique pour le traitement de la glycosurie ou diabète.

On sait que les fractures chez les femmes enceintes ou nourrices se guérissent moins facilement que chez d'autres. Chacun reconnaîtra la prévoyance de la nature qui fixe impérieusement tout le phosphate de chaux contenu dans les aliments sur le système osseux du jeune être, et prive ainsi les organes de la mère et de la nourrice de ce qu'on pourrait appeler le phosphate normal d'entretien.

D'un autre côté, M. le docteur Blot a trouvé que les femmes enceintes, en couches et nourrices étaient presque toutes glycosuriques. Il a trouvé encore que toutes les femelles des animaux en état de lactation dont il a pu analyser les urines étaient également glycosuriques.

Rapprochant ces deux faits remarquables, cette coïncidence : absence de phosphate de chaux dans les organes, présence du sucre dans les urines, l'induction semblait indiquer les phosphates comme traitement dans la glycosurie ou diabète. D'autres raisons viennent encore confirmer cette théorie.

C'est d'abord l'action du sucre sur le phosphate de chaux et l'action des phosphates solubles sur le sucre. Cette dernière encore ignorée jusqu'ici.

L'action destructive bien connue du sucre, particulièrement du sucre chaud sur les dents, qui sont la plus résistante et la plus indestructible formation organique, indique déjà une certaine puissance du sucre sur le phosphate calcaire.

L'action des phosphates solubles sur le sucre est non moins énergique. Ils se convertissent en sucre visqueux, autant dire insoluble, sous l'influence de l'acide carbonique. (Je donnerai les détails plus bas.) Il est présumable que les liquides de notre corps en contiennent tous ou presque tous. Qu'on sache déjà que la présence de l'acide carbonique a été démontrée dans l'urine, et cela suffira pour l'objet qui nous occupe.

Enfin une dernière raison est la facilité avec laquelle la limonade à l'acide phosphorique calme la soif ardente des diabétiques.

Si on permettait à un simple observateur d'entrer dans les détails de l'action des phosphates dans notre organisme, telle que je la suppose, je dirais : Nos organes fabriquent du sucre en état de santé, les travaux de M. Claude Bernard l'ont assez prouvé ; donc le sucre est indispensable à notre existence. Quelle est son utilité ? — les substances nécessaires au renouvellement de nos organes y arrivent à l'état d'entière solubilité et s'y fixent par une cause encore ignorée — pourquoi le sucre produit par nos organes ne serait-il pas une de ces substances, et le phosphate de chaux devenu soluble, qui a la propriété de convertir le sucre en sucre visqueux, c'est-à-dire presque insoluble, ne viendrait-il pas pour précipiter et fixer le sucre sur ces organes en un dépôt organisé et vivant ? Ce mode d'action adopté expliquerait les phases de la glycosurie, le sucre naturel échappé en partie à sa mission par l'absence du phosphate de chaux est éliminé par les urines en quantité plus ou moins grande, selon la gravité de la maladie. Ce n'est donc pas le sucre qui nuit, puisqu'il est éliminé, c'est le phosphate qui manque, et, les organes n'étant plus nourris, l'organisme souffre et dépérit. C'est par ces raisons que je m'élève contre le régime prescrit aux diabétiques qui défend le pain de froment. Cette privation inutile, si difficilement supportée par les malades, produit dans l'alimentation un trouble qui est plutôt fait pour retarder la guérison.

Mais, dira-t-on, les femmes enceintes et les nourrices ne paraissent pas en général souffrir de leur état glycosurique. D'abord elles en souffrent plus ou moins ; puis cet état est transitoire. Enfin la nature a pour la première enfance de ces prévoyances qui étonneront toujours les observateurs. Et, qui protége la mère, protége l'enfant.

Comme pharmacien, je n'ai ni mission, ni autorité pour faire des applications thérapeutiques, mais je puis, avec mon expérience des phosphates, indiquer aux médecins praticiens sous quelle forme je propose de les administrer aux glycosuriques.

Je conseille le phosphate de soude et l'acide phosphorique, parce que je pense qu'ils se trouveront, dans nos organes, en contact avec des sels de chaux, qu'ils convertiront en phosphate calcaire.

1° *Solution de phosphate de soude.*

Phosphate de soude. . . . . 8 grammes.
Eau de fontaine. . . . . 1 litre.

Faites une solution S. A.

En prendre comme une eau minérale pour couper le vin en mangeant, ou par deux ou trois bonnes verrées par jour.

Le phosphate de soude est un sel très-soluble dans l'eau, très-innocent et presque sans goût, presque oublié aujourd'hui. Il est purgatif à la dose de 30 à 50 grammes comme le sulfate de soude ou le sulfate de magnésie.

2° *Limonade phosphorique.*

Acide phosphorique du nouveau Codex... 2 grammes.
Eau de fontaine .. . . 1 litre.

A prendre de temps en temps par petits verres à liqueur, pour calmer les grandes soifs.

3° *Lait de phosphate de chaux hydraté.*

Phosphate de chaux hydraté officinal. .　50 grammes,
Eau de fontaine.....................　100　　—

Délayez le phosphate avec l'eau dans un mortier de marbre ou de porcelaine, et passez le lait qui en résultera au travers d'une étamine à looch ou d'un linge peu serré.

En prendre par une, deux ou trois cuillerées à bouche et plus par jour, particulièrement dans le potage. Ce lait ne devra être versé dans le potage que lorsque celui-ci, versé dans l'assiette à soupe, sera suffisamment refroidi pour être pris à l'instant.

J'indique cette précaution, parce que le phosphate se déshydrate par l'ébullition, passe à l'état pulvérulent et devient insoluble ; et qu'administrer du phosphate de chaux en poudre, même la plus ténue, autant vaut administrer du sable.

Je regarde cette troisième et dernière préparation, prise dans les conditions que j'indique, comme la meilleure manière d'administrer le phosphate de chaux.

Comme nourriture, je recommande le poisson dont la chair renferme quatre fois plus de phosphate de chaux que la viande de boucherie, sans exclusion de cette dernière ; bien au contraire, régime fortifiant sans craindre les condiments.

Je conseille encore cette médication phosphatée aux enfants rachitiques, en y joignant le lait également riche en phosphates, depuis longtemps employé.

Action des phosphates solubles sur le sucre de canne. — Les phosphates solubles convertissent le sucre de canne en sucre visqueux.

Il y a douze ans, je fus chargé par un médecin de préparer une limonade purgative dans laquelle le phosphate de soude remplacerait le citrate de magnésie, mal supporté par l'estomac de sa malade.

Voici la formule :

Phosphate de soude .... 30 grammes.
Sirop de limon..................... 50　　—
Bicarbonate de soude .... 4　　—

Acide tartrique.. .... 4 grammes.
Eau de fontaine .... 60 centilitres.

J'en préparai deux semblables, j'en livrai une et descendis l'autre à la cave. Après quinze jours, j'examinai cette bouteille, ce n'était qu'un liquide épais comme un blanc d'œuf. J'en prévins le médecin, et tout en resta là.

Depuis quelque temps, je m'occupe des phosphates, le fait m'est revenu à la mémoire. J'ai renouvelé cette expérience, et j'ai toujours obtenu le même résultat. Le sucre en présence de l'acide carbonique est converti en sucre visqueux par le phosphate de soude.

Ceci pourra très-bien expliquer un fait qui arrive quelquefois dans les établissements où on distille directement les jus de betteraves pour obtenir l'alcool. La fermentation de ces sucs, qui précède la distillation, languit, s'arrête, enfin se fait incomplétement, et le sucre contenu dans le jus de la betterave passe à l'état visqueux. On dit alors qu'il y a là une fermentation visqueuse, parce que les liquides contenaient du ferment visqueux. Je crois bien qu'on se trompe sur ces fermentations alcooliques incomplètes, en les attribuant *uniquement* au ferment visqueux, et que la principale cause est un excès de phosphates solubles existant dans les sucs de la betterave en présence de l'acide carbonique.

J'ajouterai que, sans nier le ferment visqueux, qui a bien son importance, on peut, comme on le voit, obtenir le sucre visqueux du sucre de canne sans ferment et sans chaleur, comme on obtient le gylcose de la fécule sans diastase.

Enfin je considère la formation du sucre visqueux dans les jus de betteraves comme un premier degré de désorganisation organique provoquée en partie par la présence des phosphates.

Quand on s'occupe des phosphates, on est forcé d'aborder les sujets les plus vulgaires en même temps que ceux de l'ordre le plus élevé. Le phosphate de chaux règne en quelque sorte sur la nature organique tout entière.

J'ai rempli un flacon à large ouverture de phosphate de chaux hydraté officinal (1 partie de phosphate sec et 2 parties d'eau d'hydratation). Je l'ai bien bouché et je l'ai placé sur ma fenêtre. Je l'y ai laissé tout le mois de mai exposé en plein soleil, il s'est marbré de vert, particulièrement aux endroits où il y avait des vides; d'abord du côté regardant le soleil, puis toute la circonférence s'est à peu près verdie.

Il est évident que c'est une matière organique qui, trouvant un sol éminemment favorable, s'est développée végétativement. Mais d'où venait cette matière organique en apparence si abondante? Je ne l'y avais pas introduite. Il est vrai que je n'avais pris aucune précaution pendant la préparation du phosphate hydraté pour éviter cette poussière organique qui a la mission providentielle de pénétrer *partout*, malgré *tous* les vides.

Cette expérience pourra faire voir aussi avec quelle abondance cette poussière prolifique est répandue dans l'atmosphère.

Une autre explication plus vulgaire : Le phosphate de chaux, dans cette circonstance, a verdi absolument comme verdit le fromage de Roquefort. D'où j'ai pensé que ce célèbre fromage devait son persillé à une plus grande quantité de phosphate de chaux que celle contenue dans les autres fromages. Il est fabriqué avec le lait de brebis, et justement il se trouve que ce lait contient plus de phosphate de chaux que tous les laits analysés jusqu'ici et dont j'ai recherché avec soin les analyses : lait de femme, de chèvres, d'anesses, de vaches, etc. Quelquefois la proportion du phosphate dans le lait de brebis est du double plus élevée, dans le lait de chèvres, par exemple.

Ce lait serait un aliment précieux pour les malades mis au régime du phosphate de chaux.

J'ai fait une pâte avec du phosphate de chaux hydraté et du blanc de Meudon (carbonate de chaux). J'ai étendu cette pâte sous un rouleau, et j'en ai formé des rondelles à l'emporte-pièce de la grandeur et de l'épaisseur d'une pièce de cinq francs. C'était pour une expérience dont le résultat principal fera partie d'un troisième mémoire. En séchant, cette pâte fit un peu ciment ; elle sonne quand on la frappe, elle ne se délite plus dans l'eau, est douce au toucher, mais très-fragile. Je l'ai exposée à l'air, au soleil, à la pluie, au vent. La face exposée s'est rapidement couverte d'une végétation verte très-foncée. C'est encore le produit de cette poussière organique transportée par le vent, fixée par la pluie et fécondée par la lumière sur un sol favorable, le phosphate de chaux. Ce fait explique ces larges taches vertes qu'on observe à Paris sur les pierres de taille en façade des maisons en construction. Le public pense que ces taches indiquent des pierres humides, poreuses et de mauvaise qualité ; il se trompe : on a versé sur les pierres ainsi tachées de l'urine quand elles étaient dans les chantiers de construction, et l'urine contient des phosphates qui sont la cause de cette verdure. Les architectes connaissent bien cette action de l'urine sur les pierres ; aussi les plus soigneux recommandent-ils aux ouvriers de ne pas épancher d'urine sur les pierres en œuvre. J'ai moi-même vu cette recommandation affichée dans un chantier de construction.

Enfin, avant de conclure, une dernière expérience qui fera voir que le phosphate de chaux n'est pas moins utile aux petits animaux qu'aux petits végétaux.

J'ai mêlé intimement dans un mortier du phosphate de chaux hydraté et de cette mousse noire qu'on trouve suspendue aux voûtes des vieilles caves. J'ai étendu avec le doigt le mélange sur toute la surface extérieure d'une bouteille que jai laissée quinze jours à la cave : après ce temps, j'observai. Je croyais voir la bouteille couverte de mousse ; mais ma cave probablement n'était pas assez obscure, et le courant d'air était trop vif. Je trouvai sur la bouteille une légion de pucerons de cave qui la couvrait presque entièrement ; ils y avaient peut-être pris naissance. La vieille mousse de mon mélange en contenait-elle les germes ? Mais bien certainement ils s'en nourrissaient ; les trois quarts au moins de la surface étaient déjà dévorés, et, en chassant ces pucerons, on trouvait par place le verre net comme si on y avait passé avec soin une éponge.

CONCLUSION.

De tout ce qui précède et de ce qu'on savait déjà, on peut avancer hardiment cette formule physiologique :

Le phosphate de chaux est un auxiliaire puissant de la vie animale et végétale. Quand la mort survient, son activité ne discontinue pas; seulement elle s'exerce en sens inverse. Le phosphate de chaux devient un agent de putréfaction et de dissolution pour les corps qu'il avait protégés pendant leur vie, mais c'est pour favoriser la naissance et l'accroissement de nouvelles existences. (1)

Il ne connait donc ni paix ni deuil.

(1) On pourrait croire que les os font exception à cette règle : nullement. Ils résistent plus longtemps, mais finissent toujours par se dissoudre et rentrent tôt ou tard dans le mouvement indiqué. Il ne faut pas oublier que je parle en général des parties molles des animaux et végétaux.

Paris. — Imp. Prissette, pass. Kuszner, 17 — Maison pass. du Caire, 17.